AF404771

SUR LA

SYNOVITE FIBRINEUSE

ET

SES RAPPORTS AVEC LA TUMEUR BLANCHE

Par le Dr H. DURET

L'analogie de structure des diverses séreuses de l'économie doit entraîner une étroite parenté dans les affections pathologiques de ces membranes. On a décrit pour toutes les séreuses des inflammations se terminant par la production de tissus fibreux, de fausses membranes conjonctives, de brides cellulaires unissant plus ou moins les deux parois de la cavité séreuse.

Mais, si l'on connait bien la marche du processus dans la pleurésie pseudo-membraneuse, il n'en est pas de même, à notre avis, et d'après nos recherches, pour les séreuses articulaires. *Dans la plèvre*, il se fait une exsudation séro-fibrineuse ; les parois privées de leur épithélium sont bientôt revêtues d'une couche fibrineuse, sous laquelle se développent peu à peu des bourgeons charnus. Puis, les tissus embryonnaires des deux parois se soudent ensemble, comme les lèvres d'une plaie qui se cicatrise, subissent la transformation fibreuse ; et, ainsi sont formées ces membranes fibreuses, ces adhérences, ces brides celluleuses, qu'on rencontre à l'autopsie des malades atteints autrefois d'une pleurésie fibrineuse.

---

(1) Travail présenté à la *Société anatomique*, pour obtenir le titre de membre titulaire.

Dans *les séreuses articulaires* on ne connaît pas d'arthrite ou de synovite fibrineuse. Dans les recherches expérimentales comme dans les faits cliniques des auteurs, il n'est question que d'une synovite catarrhale et muqueuse qui est caractérisée par la présence, dans l'articulation enflammée, d'un liquide muqueux, trouble, ayant la viscosité de la synovite, contenant des cellules épithéliales desquamées ou en voie de prolifération, des globules de pus avec quelques filaments de mucine ou de fibrine.

D'autre part, les auteurs classiques décrivent parmi les diverses formes de l'arthrite sèche, un état pathologique consistant : 1º en la production de brides fibreuses entre les surfaces articulaires ; 2º en un épaississement conjonctif de la synoviale ; 3º en une ankylose fibreuse plus ou moins complète des deux extrémités articulaires.

Enfin, soit à propos de l'hydarthrose, soit à propos des tumeurs blanches, on trouvera mentionné dans le livre de Bonnet, dans le mémoire du professeur Richet, dans la thèse de Paquet, et dans les auteurs classiques, la présence de flocons fibrineux et de fausses membranes dans les articulations. Mais il s'agit d'expériences chez les animaux dont on avait ouvert les articulations : la suppuration était survenue et sous une mince fausse membrane on avait vu peu à peu se former des bourgeons charnus. Ce processus est celui d'une arthrite suppurée ; il existe dans toutes les plaies qui sont le siège de la sécrétion du pus et il diffère complètement des lésions que nous allons décrire. On ne saurait, selon nous, assimiler la production des fongosités dans une articulation atteinte de tumeur blanche et sans communication avec l'extérieur, avec la végétation embryonnaire d'une arthrite aiguë ou d'une plaie pendant les phénomènes de la réparation.

Lorsque Bonnet parle d'une membrane gélatineuse et de la fibrine qu'il a trouvée, par l'analyse chimique, dans les fongosités, c'est de la membrane des bourgeons embryonnaires et de leur composition chimique qu'il est question. Enfin, comme il est facile de s'en convaincre par la lecture des observations de ces auteurs, aucun d'eux n'a pu voir à l'autopsie une articulation atteinte de tumeur blanche dans la première période, et la description qu'ils donnent de celle-ci est entièrement basée sur l'observation d'arthrites suppurées, produites chez les animaux par l'ouverture de l'articulation ou par l'injection de liquides irritants.

Il est, en effet, extrêmement rare de faire des autopsies de ce genre ; on ne succombe pas immédiatement à une *synovite fibrineuse*. C'est une affection intercurrente qui a causé la mort du malade, objet de notre première observation. Aussi, croyons-nous que personne n'a démontré la filiation des lésions pathologiques telle que nous allons la faire connaître.

L'examen anatomique très-complet que nous avons fait de la jointure malade nous a permis de compléter l'histoire des inflammations articulaires, de la mettre en rapport avec les progrès de la science et avec nos connaissances sur les lésions vitales des autres séreuses.

OBSERVATION I. — Prymont (Jean-François), 49 ans, entre le 5 mars 1873, salle Saint Barnabé, lit n° 10, à Saint-Antoine, dans le service de M. S. Duplay, pour y être traité d'une affection de l'articulation du genou.

Pas d'antécédents scrofuleux ou syphilitiques. Il y a huit ans, il a eu une hydarthrose du genou droit, que Velpeau soigna et guérit par les frictions de teinture d'iode et l'immobilisation.

Le genou gauche est le siège d'une tuméfaction dont le début, d'après le malade, remonte à un an ; mais depuis trois mois elle a fait des progrès un peu plus rapides. Les seuls troubles fonctionnels accusés alors étaient des douleurs vagues et de la gêne dans la marche. (On verra par l'autopsie que dans toute cette période, il n'a pu s'agir que d'un épanchement dans l'articulation du genou ; car nous n'y avons pas trouvé de fongosités embryonnaires.)

Aujourd'hui, 7 mars, le membre est dans une flexion légère ; les mouvements sont douloureux. Mensuration du genou droit, 39 centimètres ; mensuration du genou gauche, 48 centimètres.

Le genou est très notablement déformé ; les creux péri-rotuliens sont effacés et les culs-de-sacs synoviaux paraissent distendus.

Il n'existe pas de fluctuation réelle, mais on éprouve une sensation de rénitence, d'élascité au niveau des culs-de-sacs de la synoviale ; la rotule, quoique mobile latéralement, ne peut être rapprochée des condyles. La peau est distendue, mais sans rougeur, et n'est pas adhérente aux parties profondes. La température, explorée à l'aide de la main, paraît semblable pour les deux genoux. Les têtes osseuses ne paraissent pas avoir varié de volume ; il n'existe pas de mouvements de latéralité entre les deux os du genou, et on en peut conclure que les ligaments sont intacts.

En présence de tous ces symptômes, M. Duplay porte le diagnostic d'*hydarthrose* dans une articulation dont la synoviale est très-épaissie et sur laquelle se sont développées des fongosités. En un mot, il s'agit pour lui d'une de ces variétés de tumeur blanche qu'on désigne sous le nom de synovite fongueuse. Signalons encore, à la jambe droite du malade, la présence de varices et d'un ulcère suppurant.

11 mars. — M. Duplay applique 25 pointes de feu, *très superficielles* sur le pourtour de l'articulation et immobilise le membre dans un appareil ouaté et silicaté.

28 mars. — Une angioleucite très-intense s'est développée, du côté opposé, au niveau de l'ulcère variqueux. Chaleur, fièvre, état général. — Les jours suivants, la lymphangite envahit tout le membre *droit* et l'état général s'aggrave.

31 mars. — On constate de la matité, du souffle et des râles muqueux dans toute la base du poumon droit. Teinte ictérique généralisée.

1er avril. — État comateux et râles trachéens terminaux.

2 avril. — État typhique de plus en plus prononcé.

3 avril. — Décès.

AUTOPSIE. — Épanchement séreux très-abondant dans la plèvre droite. Le lobe inférieur du *poumon droit* est le siège d'un état congestif et œdémateux, et présente cet état qu'on désigne sous le nom de pneumonie hypostatique.

Le *foie* est très fortement congestionné : mais pas plus que dans les poumons, on n'y trouve d'abcès métastatiques.

Le *membre droit* est le siège des lésions de la lymphangite suppurée, du phlegmon diffus.

Examen de l'articulation du genou gauche. — A la surface, la peau n'est ni rouge, ni œdématiée. Elle présente une teinte subictérique. Les eschares formées au niveau des pointes de feu sont peu épaisses et peu étendues ; elles sont entourées d'un mince liséré d'inflammation éliminatrice. En en disséquant quelques-unes, il est facile de s'assurer qu'elles ne pénètrent pas profondément et qu'aucune d'elles n'a pu être le point de départ d'une inflammation propagée jusqu'à la synoviale articulaire.

L'articulation étant ouverte, il s'écoule à flots de la cavité un liquide citrin, avec de *gros caillots fibrineux*, citrins,translucides. Elle est remplie et distendue par ces masses fibrineuses dont les unes flottent librement dans le liquide intra-

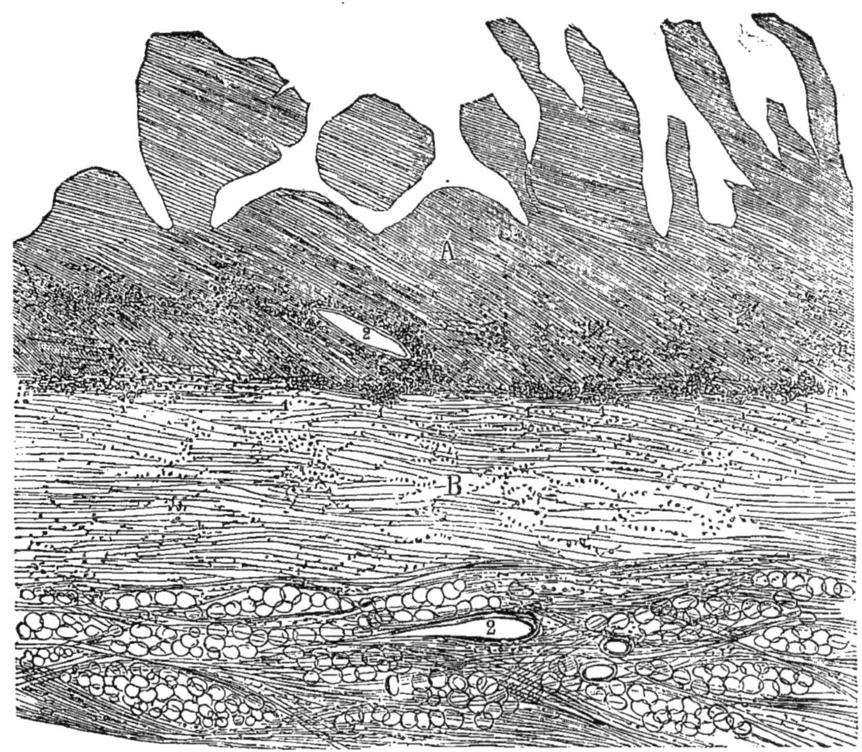

Fig. 1. — *Coupe histologique de la capsule articulaire du genou, dans un cas de synovite fibrineuse.* — A' fausse membrane fibrineuse développée à la surface de la synoviale privée de son épithélium. — B, synoviale infiltrée de fibrine et portant des ilots, des travées d'irritation embryonnaire. — C, Tissu cellulo-adipeux sous-séreux — En 1, 1, 1...., sur les limites de la fausse membrane et de la synoviale, se voient des végétations embryonnaires en voie de développement. — En 2, 2..., coupe de vaisseaux.

articulaire et dont les autres sont adhérentes aux parois. Après avoir fait passer un filet d'eau dans la cavité articulaire, on constate qu'une *couche fibrineuse*, épaisse, irrégulière, tomenteuse, reste adhérente à la capsule articulaire ; celle-ci est elle-même très-épaisse, et semble infiltrée d'une matière coagulable. Les ligaments croisés sont aussi revêtus de la couche fibrineuse. Les cartilages sont recouverts par une fausse membrane fibrineuse. On ne saurait mieux comparer l'aspect de cette articulation qu'à celui de la cavité pleurale, lorsqu'elle est le siège d'une inflammation séro-fibrineuse récente.

Examen histologique. Les fausses membranes flottantes et les caillots translucides ont été traités par l'acide acétique, qui les a complétement dissous : ils sont donc d'une composition exclusivement fibrineuse.

Sur des sections transversales de la capsule articulaire, on reconnaît trois zones distinctes :

1º La zone interne est exclusivement fibrineuse ; du côté de la cavité articulaire elle est sans limites et présente des franges fibrineuses irrégulières. (Voy. A, *Fig. 1.*)

2º La zone moyenne est la capsule fibreuse de l'articulation; elle est infiltrée de fibrine, et les espaces conjonctifs sont le siége d'une prolifération embryonnaire assez marquée. (Voy. B, *Fig. 1.*)

3º La troisième zone est le tissu conjonctif cellulo-adipeux péri-articulaire ; il paraît aussi avoir subi l'irritation, et çà et là, il existe un peu d'exsudation fibrineuse. (Voy. C, *Fig. 1.*)

Sur les limites de la zone interne et de la zone moyenne, au point où devrait exister la couche épithéliale de la synoviale, on observe une couche d'irritation embryonnaire, qui à sa surface articulaire offre comme de petits bourgeons charnus, de *petites végétations embryonnaires en miniature.* A une certaine distance, dans l'épaisseur même de la couche fibrineuse, il existe des trainées et de petits foyers de prolifération.

Il est facile de reconnaître à cet aspect des *végétations embryonnaires* en voie de formation. Sous l'exsudat fibrineux, le tissu conjonctif a proliféré dans la capsule articulaire, comme dans une plèvre atteinte d'inflammation fibrineuse.

Le cartilage articulaire est revêtu d'une couche fibrineuse peu adhérente. Il présente une striation verticale très-fine, qui diffère complètement de l'altération velvétique. En effet, on n'y observe pas de multiplication des capsules cartilagineuses bien accusée : celles-ci sont troublées, et une partie de la substance fondamentale paraît en voie de désintégration ; elle s'est nécrosée par petits foyers, et est tombée dans la cavité articulaire. — Le tissu osseux est parfaitement normal; il est impossible de trouver la moindre altération dans les ostéoplastes. (Voy. *Fig. 2.*)

Cette observation démontre qu'il existe une inflammation

des synoviales articulaires, tout à fait semblable à la pleurésie ou à la péritonite fibrineuse, c'est-à-dire caractérisée par un épanchement séro-fibrineux par la production de flocons fibrineux, par le revêtement fibrineux des parois séreuses, et par la formation sous la fibrine de bourgeons embryonnaires, susceptibles de s'organiser en tissu fibreux, ou de devenir des végétations, des fongosités.

Depuis longtemps déjà, on sait que dans certaines formes

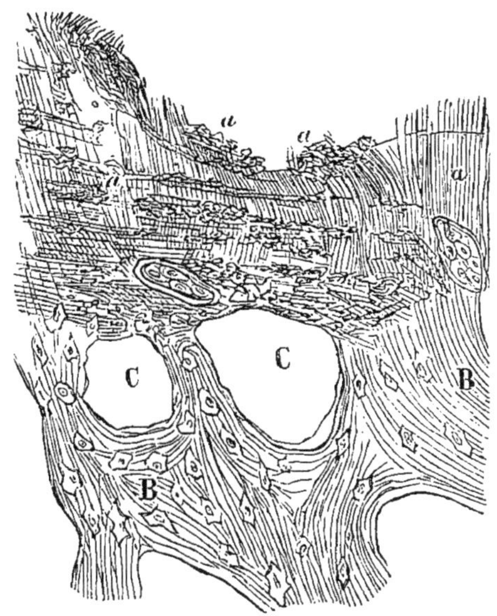

Fig. 2. — *Section du cartilage articulaire et de l'os subjacent.* — A, cartilage. — B, travées osseuses. — C, aréoles du tissu spongieux. — a, a, capsules cartilagineuses atrophiées et tombant dans la cavité articulaire; striation de la substance hyaline.

d'hydarthrose, les parois de la capsule articulaire deviennent plus épaisses; qu'elles sont distendues par des produits intraarticulaires, et que rapidement on constate les signes classiques d'une synovite fongueuse, d'une tumeur blanche. Mais on ignorait que cette transformation de l'hydarthrose en tumeur blanche traverse *une phase intermédiaire*, et que le gonflement intra-articulaire, l'épaississement des membranes et des ligaments sont d'abord causés par une exsudation fibrineuse : 1° dans la cavité articulaire, 2° à la surface de la séreuse, 3° entre les faisceaux conjonctifs de la capsule articulaire.

Cette phase d'exsudation fibrineuse explique la rapidité relative de la transformation : on comprend facilement que dans l'intervalle de quelques mois, une telle quantité de fongosités soit produite. La distension articulaire et la sensation de résistance que donnent les fongosités doivent d'abord être attribuées à la présence des exsudations et des caillots fibrineux.

Si cette transformation de l'hydarthrose était due à la production des fongosités, comme on l'a supposé jusqu'à présent, comment expliquer que les végétations embryonnaires produites en si grande abondance n'aient pas altéré les ligaments ? Chez notre malade, pendant la vie, M. Duplay a constaté l'absence de mobilité latérale, et à l'autopsie ils étaient simplement épaissis par l'exsudation fibrineuse.

Il est enfin une objection qu'on pourrait nous faire et que nous devons prévenir. On ne saurait attribuer cette inflammation fibrineuse à l'action des cautérisations superficielles : car bien auparavant on avait constaté la distension articulaire, l'épaississement de la capsule et la sensation de fongosités au palper.

Pendant notre internat dans le service de M. le professeur Verneuil, nous avons rencontré une autre lésion articulaire, que nous considérons comme étant une phase beaucoup plus avancée de la synovite fibrineuse. Il s'agit d'une tumeur blanche de l'articulation du genou, ayant eu des caractères spéciaux.

Observation II. — Mart..., 53 ans, peintre en bâtiments, entré le 23 juin 1874, salle Saint-Louis, à la Pitié, service de M. Verneuil. Pas d'antécédents scrofuleux, ni syphilitiques : ses parents sont morts à un âge très-avancé.

Il travaillait presque constamment dans des bâtiments neufs où régnaient la fraicheur et l'humidité ; fréquemment il s'agenouillait sur le parquet. Il éprouvait souvent des douleurs vagues dans le genou et se frictionnait avec l'alcool camphré.

Vers la fin de 1870, ses douleurs du genou devinrent plus aiguës, l'articulation du côté droit devint le siège d'un gonflement considérable. Il fut contraint de garder le lit. Un médecin fut appelé qui conseilla des vésicatoires, puis des frictions iodées. Pendant près de huit mois, Mart... est resté au lit ou assis la jambe étendue sur une chaise.

Cependant il parvint peu à peu à se servir de son membre, dont la roideur diminua au point qu'il put marcher et reprendre en partie ses occupations. Le gonflement et la douleur restèrent longtemps limités au cul-de-sac de la synoviale, inférieure et interne.

Bientôt cette partie de l'articulation devint plus grosse plus douloureuse, et le 11 novembre 1873, il se décida à entrer pour la première fois dans le service de M. Verneuil, afin de s'y faire guérir : synovite fongueuse, tumeur blanche, tel fut le diagnostic de M. Verneuil. Badigeonnages iodés et appareil silicaté. Départ pour Vincennes en avril 1874.

Il revient dans le service quelques semaines plus tard ; un abcès apparaît près du condyle interne et est ouvert par M. Verneuil. Quelques semaines plus tard un second abcès se forme, près du tendon rotulien. Les deux ouvertures restent fistuleuses.

Pendant plus d'un an, le genou immobilisé dans une gouttière, tantôt semble se guérir et s'ankyloser, et tantôt est le siège de poussées inflammatoires, et enfin, en septembre 1875, le malade étant depuis plusieurs jours sujet à des accès de fièvre vespéraux, son amaigrissement ayant fait des progrès, et l'état général devenant de plus en grave, l'amputation fut proposée et acceptée. M. Marchand, qui remplaçait alors M. Verneuil, coupa la cuisse au lieu d'élection. Le 20 octobre 1875, le malade était complètement guéri de son amputation.

Examen anatomique du genou. — La peau est épaissie et adhérente au niveau des trois ouvertures fistuleuses.

La capsule articulaire, dans toute son étendue, est tapissée par des exsudations inflammatoires interstitielles. Dans les deux culs-de-sacs inférieurs, fongosités grisâtres, embryonnaires. Les culs-de-sacs supérieurs sont peu altérés. (Voy. Pl. I.)

Autour des ligaments croisés sous la face inférieure de la rotule, fongosités grisâtres de même nature que celle des culs-de-sacs synoviaux.

Le cartilage articulaire n'est sain qu'à la partie postérieure des deux condyles tibiaux et des deux condyles fémoraux.

Sur le condyle externe du tibia en 5, on observait une lamelle d'os nouvellement formé ; il en est de même en 5', sur le condyle correspondant du fémur.

La partie antérieure des condyles tibiaux et la partie latérale du condyle fémoral externe, sont revêtus de fongosités embryonnaires, rougeâtres et pigmentées, qui ont été le siège d'hémorrhagies et exsudations sanguines (en 2', 2'). Le condyle interne du fémur et une bonne partie du condyle externe sont dépouillés complètement de leur enduit cartilagineux (en 6). L'os est à nu et rendu lisse, et usé par le frottement, mais il n'y a pas de carie, même superficielle.

La superficie osseuse paraît jaunâtre à cause de la dégénérescence graisseuse. En effet, une section de l'os nous montre les aréoles du tissu spongieux remplis d'une graisse jaunâtre ; le tissu osseux lui-même a la même teinte. Il se laisse facilement couper avec le scalpel jusqu'à une profondeur de 3 à 4 centimètres des surfaces articulaires.

En résumé, ici, nous sommes en présence de lésions superficielles, puisque malgré une suppuration datant de plus d'un an, il n'existe pas de carie osseuse, mais seulement une destruction du cartilage par nécrose insensible, et production de fongosités au niveau des culs-de-sacs synoviaux. La dégénérescence graisseuse des os comme celle des muscles peut être attribuée à l'immobilisation qui, pendant près de trois ans, a été continuellement maintenue.

C'est précisément l'existence de *lésions superficielles* qui nous permet de rapprocher ce cas de la *synovite fibrineuse*, dont nous avons exposé l'histoire clinique dans la première observation. On ne trouve pas dans ce cas de lésions profondes des os, de surfaces osseuses cariées, suppurantes, nécrosées, ou étant le point de départ de végétations, de fongosités embryonnaires, comme cela s'observe d'ordinaire après un aussi long intervalle de temps, chez les enfants scrofuleux atteints de tumeurs blanches.

La même opinion peut se soutenir au point de vue clinique. Il y a eu certainement au début une phase aiguë ou subaiguë qui a déterminé en quelques semaines un gonflement considérable de l'articulation. Il est impossible de savoir d'une manière certaine s'il s'agissait à ce moment d'une hydarthrose ou d'une synovite fibrineuse. Cependant, il faut remarquer que, malgré un traitement rationnel, un séjour au lit de huit mois a été nécessaire, avant d'obtenir une amélioration suffisante pour permettre au malade de se servir de son membre et de reprendre ses occupations. En tout cas, il s'agissait d'une de ces hydarthroses qui se transforment en tumeurs blanches, puisque l'examen anatomique du membre l'a démontré.

Dans un certain nombre de cas, ces inflammations articulaires subaiguës, qu'on désigne alors sous le nom d'*arthrites plastiques*, se terminent par l'ankylose fibreuse ou osseuse. Dans l'observation suivante, que nous avons recueillie chez notre excellent maître M. Duplay, on retrouvera le même mode de début, de la douleur, de la chaleur articulaire, un épanchement intra-synovial ; mais l'état général étant favorable, il y a formation d'un tissu plus parfait que le tissu embryonnaire ; c'est un véritable tissu fibreux qui s'organise et soude les deux extrémités de l'os.

OBSERVATION III. — Ler..., Emma, âgée de 26 ans, entre le 12 mai 1873 à l'hôpital Saint-Antoine, salle Sainte-Marthe, service de M. S. Duplay.

Deux ans auparavant, au moment d'une époque menstruelle, à la suite d'une frayeur très-grande, dit-elle, ses deux coudes sont devenus douloureux et se sont gonflés. Il n'existait pas de rougeur bien vive, et la chaleur était modérée. Elle entra à l'hôpital Lariboisière, où sans doute on crut à une double arthrite avec épanchement, car on lui appliqua des cataplasmes, puis on lui mit deux vésicatoires. Après quelques semaines, les accidents aïgus étant calmés, on fit faire tous les jours des mouvements communiqués à ses deux articulations. Elle resta environ trois mois dans cet hôpital ; mais, malgré de nombreuses séances d'électrisation, elle ne put recouvrer les mouvements de ses avant-bras.

Aujourd'hui elle est à peu près dans le même état. Ses deux membres supérieurs sont très-amaigris. Il existe une soudure à peu près complète de l'humérus aux os de l'avant-bras, des deux côtés.

L'avant-bras du côté droit est dans une position fixe, et forme un angle obtus avec le plan antérieur du bras, qu'on peut évaluer à 130°. L'avant-bras et la main sont dans la pronation forcée.

L'avant-bras gauche est également ankylosé dans la pronation ; l'angle d'ouverture est d'environ 100°. La soudure de l'articulation huméro-cubitale paraît complète : on peut seulement imprimer de légers mouvements de pronation et supination à l'articulation cubito-radiale supérieure.

L'électrisation, qui a été régulièrement continuée jusqu'à ce jour, a en partie conservé les membres, bien que ceux-ci soient très-amaigris. On détermine, par l'application du courant, des contractions musculaires manifestes, mais sans déplacement des leviers osseux.

La malade n'éprouve que des douleurs légères dans les jointures, à chaque changement de température.

A l'aide de son bras gauche elle arrive encore, mais avec peine, à manger et à boire elle-même, mais elle ne peut ni s'habiller, ni prendre soin de sa coiffure. A cause de l'ankylose dans une situation très-défavorable, son bras droit lui est presque inutile.

Sur les instances de la malade, désolée d'avoir deux membres qui, soudés dans une situation aussi déplorable, ne peuvent lui rendre que des services insuffisants, en présence d'un état général satisfaisant, M. Duplay se décide à pratiquer la résection du coude du côté droit. Il espère par cette opération rendre quelques mouvements à l'avant-bras droit, ou tout au moins mettre le membre dans une situation voisine de l'angle droit, et par conséquent plus favorable aux usages de la vie.

L'opération est faite avec succès. On a fait une section de l'extrémité inférieure de l'humérus oblique d'arrière en avant, suivant un plan passant par l'épitrochlée et par l'épicondyle. On resèque ainsi un fragment de l'humérus mesurant 2 centimètres de hauteur en arrière, et un centimètre en avant. Les deux os de l'avant-bras, sont coupés horizontalement au-dessous de la tête du radius, à la partie la plus élevée du col de cet os.

Les suites de l'opération furent des plus favorables ; la malade, à peu près guérie, quitta l'hôpital un mois après.

On a appris plus tard qu'elle avait conservé des mouvements assez étendus de l'avant-bras de ce côté, et qu'elle pouvait s'en servir utilement.

Examen anatomique des parties osseuses réséquées. (Voy. Pl. II.) — La section supérieure est transversale, passe au niveau de l'épicondyle et de l'épitrochlée, oblique d'arrière en avant et de haut en bas ; elle a intéressé la partie moyenne de l'olécrâne, de telle sorte qu'une partie de l'olécrâne est restée adhérente au bout supérieur de l'humérus (*Fig. 4*). Sur cette section on peut facilement constater que la soudure du cubitus et de la trochlée est très-intime et se fait par une lame de tissu fibreux très dense, d'environ deux millimètres d'épaisseur.

Le plan de section inférieur passe horizontalement immédiatement au-dessous de la capsule radiale et atteint les deux os au même niveau (*Fig. 2*). Sur une coupe transversale et verticale du fragment des deux os de l'avant-bras, on voit la soudure du bord de la capsule radiale à la cavité sigmoïde du cubitus; elle se fait par une lame fibreuse analogue à la précédente. (*Fig. 3*).

Il n'y a plus, dans les deux articulations, aucune trace de cartilage articulaire. L'os paraît, au voisinage, avoir subi la dégénérescence graisseuse. Les aréoles du tissu spongieux sont élargies et remplies d'une graisse jaunâtre ; les travées osseuses sont molles et flexibles.

Mais au voisinage de la surface articulaire, sur une zone parallèle d'environ deux à quatre millimètres d'épaisseur, les aréoles sont remplies de moelle embryonnaire ; l'os est rougeâtre et vascularisé.

Au *microscope*, sur des coupes portant à la fois sur les deux os et le tissu fibreux qui les réunit, on constate que celui-ci est formé de faisceaux très-denses de tissu conjonctif, avec quelques cellules. Ces faisceaux fibreux sont dirigés obliquement d'une surface vers l'autre (*Fig. 1*). A leurs extrémités, les fibres semblent se dissocier pour pénétrer une à une *dans la substance fondamentale* de l'os. Il y a une grande analogie dans cette disposition avec celle qui existe normalement au point d'insertion des tendons. Substance calcaire et fibres conjonctives se pénètrent réciproquement.

Cette lame de tissu fibreux inter-articulaire est elle-même en voie d'ossification. Sur la limite des deux tissus, on voit une prolifération embryonnaire formée de cellules rangées symétriquement, cubiques par pression réciproque. C'est tout à fait l'image d'une des phases décrites par M. Ranvier dans le processus de la formation du tissu osseux. On voit enfin, au centre de ce tissu fibreux, quelques îlots de tissu fibreux parfaitement constitué.

Donc, enkylose fibreuse très-dense, parfaitement organisée et incrustée dans l'os à ses deux extrémités, à la manière des tendons.

En résumé, il nous semble que nous sommes autorisés, par l'étude clinique et anatomique des observations précédentes, à formuler les *conclusions* suivantes :

1º Il existe une *synovite fibrineuse*, comme il existe une pleurésie fibrineuse.

2º Cette affection *doit être séparée cliniquement* de l'hydarthrose : car cette dénomination mérite d'être exclusivement réservée aux épanchements purement séreux, semblables à ceux de l'hydro-thorax, de l'hydro-péricarde, de l'ascite, de l'hydrocèle, etc... Une nomenclature rationnelle exige cette distinction.

3° Cette synovite reconnaît probablement pour cause principale l'*influence du froid*, comme la pleurésie fibrineuse.

4° Elle s'annonce par l'existence d'une phase *plus ou moins aiguë* avec élévation de la température locale, qu'on ne rencontre pas au même degré dans l'hydarthrose à simple épanchement séreux. La capsule articulaire est fortement distendue et ses parois sont épaissies par l'infiltration fibrineuse. A la palpation, on éprouve la sensation de rénitence, d'élasticité, de pseudo-fluctuation, analogue à celle qui serait produite par la présence de fongosités articulaires, et qui est le résultat de l'exsudation fibrineuse interstitielle, du liquide épanché et des caillots fibrineux intra-articulaires.

5° Tantôt elle se termine par la production de fausses membranes, de brides fibreuses ou par ankylose. Tantôt il y a production de bourgeons charnus, de fongosités au-dessous de la fausse membrane fibrineuse, et enfin le processus devient semblable à celui qu'on décrit pour les tumeurs blanches des articulations.

6° La synovite fibrineuse est dans la plupart des cas le point de départ des tumeurs blanches chez l'adulte (35-45 ans). Dans ce cas, l'état général n'est pas celui des scrofuleux, mais plutôt celui des rhumatisants. Les lésions restent très-longtemps superficielles. La suppuration s'établit, mais il n'y a pas de caries et de lésions osseuses aussi accusées que chez les enfants scrofuleux.

Peut-être, cependant, découvrira-t-on un processus analogue au début de certaines variétés de tumeurs blanches chez les enfants. Il est probable enfin que les fongosités des gaines synoviales, chez les adultes, ont aussi comme point de départ une inflammation avec exsudation fibrineuse.

SYNOVITE FONGUEUSE SUPERFICIELLE.

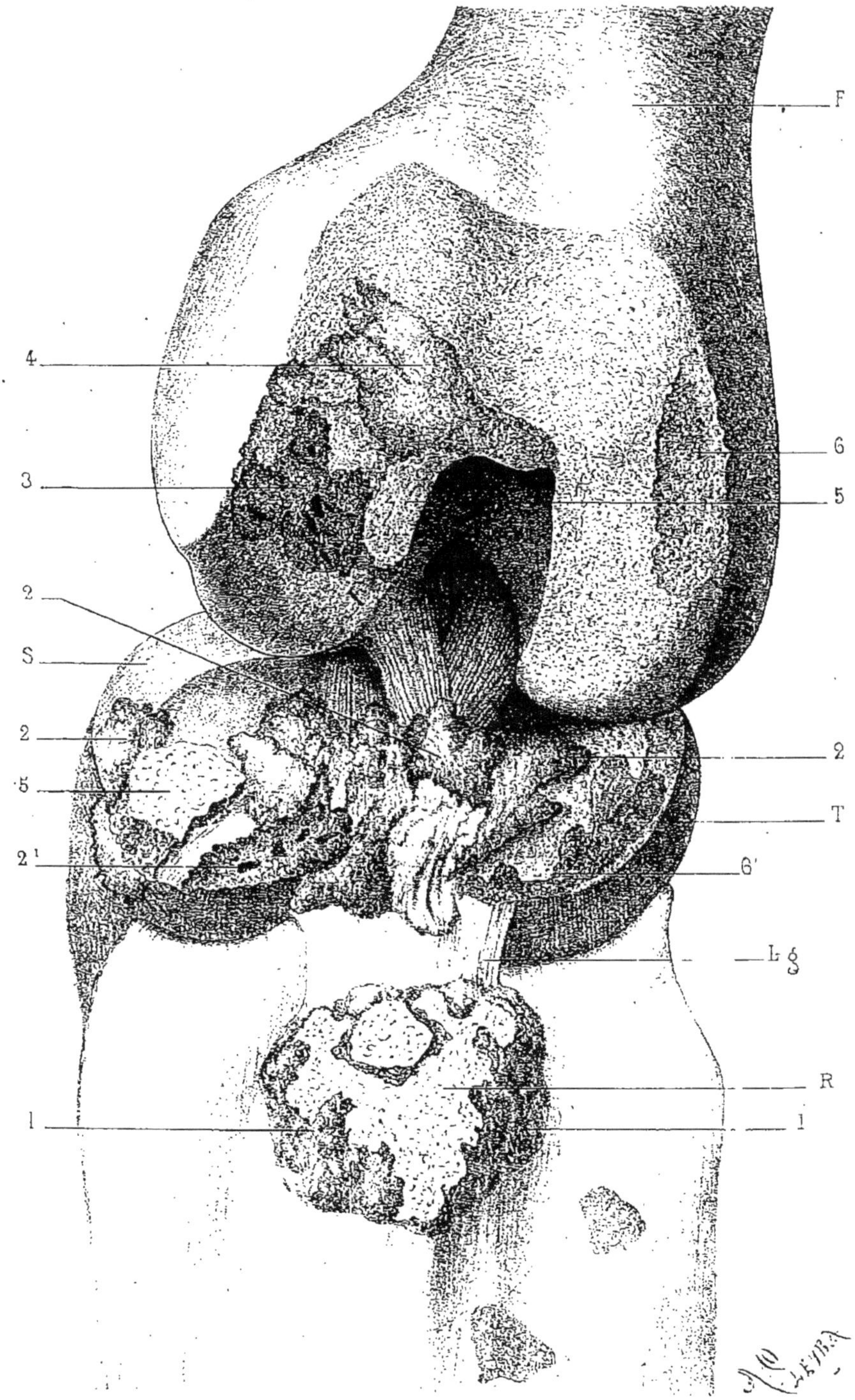

H Duret ad.nat.del. Imp.Lemercier & Cie Paris. Leuba lith.

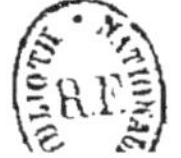

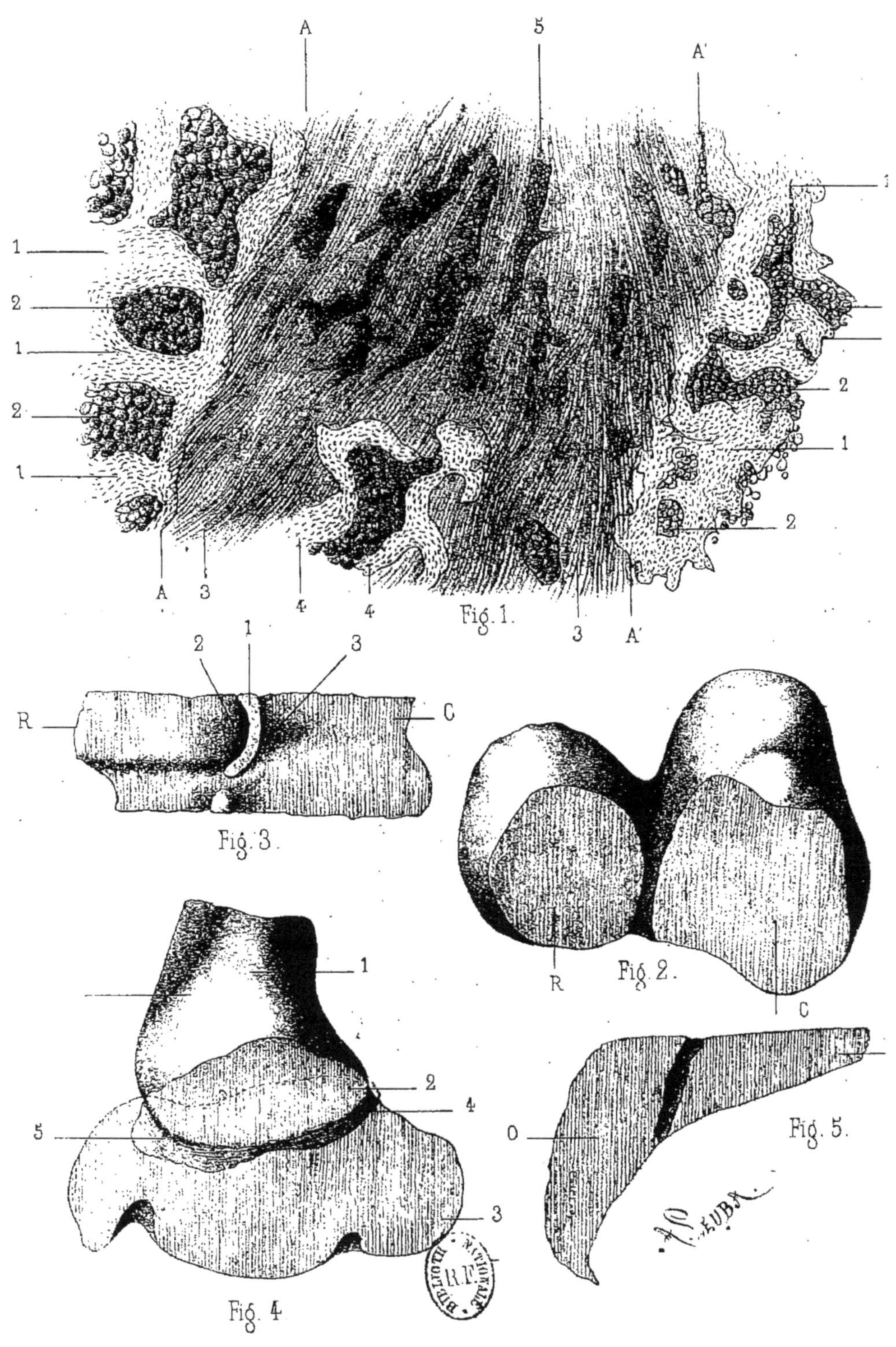

A
5
A'
1
2
1
2
1
2
1
A
3
4
4
Fig. 1.
3
A'
2
1
3
R
C
Fig. 3.
R
Fig. 2.
C
1
2
4
5
3
Fig. 4.
O
Fig. 5.

PLANCHE I.

Synovite fongueuse superficielle (voy. Obs. p. 8).

F. Fémur. — T. Tibia. — R. Rotule.

Lg. Ligament rotulien. — S. Ménisque inter-articulaire.

1. 1. Fongosités embryonnaires sur la rotule.

2. 2. Fongosités sur le tibia.

2'. Fongosités avec petites hémorrhagies interstitielles.

3. Fongosités sur le fémur avec petites hémorrhagies.

4. Fongosités sur le fémur.

5. 5. Productions osseuses.

6. 6. Erosions osseuses sur le fémur et le tibia. Le cartilage articulaire a disparu par résorption ou usure sur les condyles du fémur et sur le condyle interne du tibia.

PLANCHE II.

Ankylose fibreuse (voy. Obs. p. 11).

Fig. 1. Coupe histologique des deux os au point de soudure. (A, A') 1,1,1.... Tissu osseux. — 2,2,2.... Aréoles du tissu osseux. — 3,3,3.... Tissu fibreux formé de faisceaux obliques, très-courts, parallèles, s'incrustant dans l'os à leurs deux extrémités, à la manière des tendons.—4,4. Ilot osseux intermédiaire. — 5. Vaisseau.

Fig. 2. — Radius et cubitus soudés ensemble.

Fig. 3. — Section de ces deux os. 1. Tissu fibreux unissant, 2 et 3. Vascularisation et ostéification de voisinage.

Fig. 4. — Soudure de l'humérus et du cubitus. — 1 et 2, Cubitus. — 3. Humérus. — 4 et 5. Tissu fibreux de soudure.

Fig. 5. — Section verticale des deux os précédents.

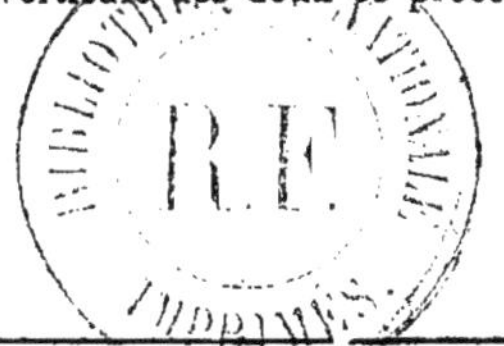

www.ingramcontent.com/pod-product-compliance
Ingram Content Group UK Ltd.
Pitfield, Milton Keynes, MK11 3LW, UK
UKHW022254070726
13613UKWH00005B/2276